BEI GRIN MACHT SICH IHR WISSEN BEZAHLT

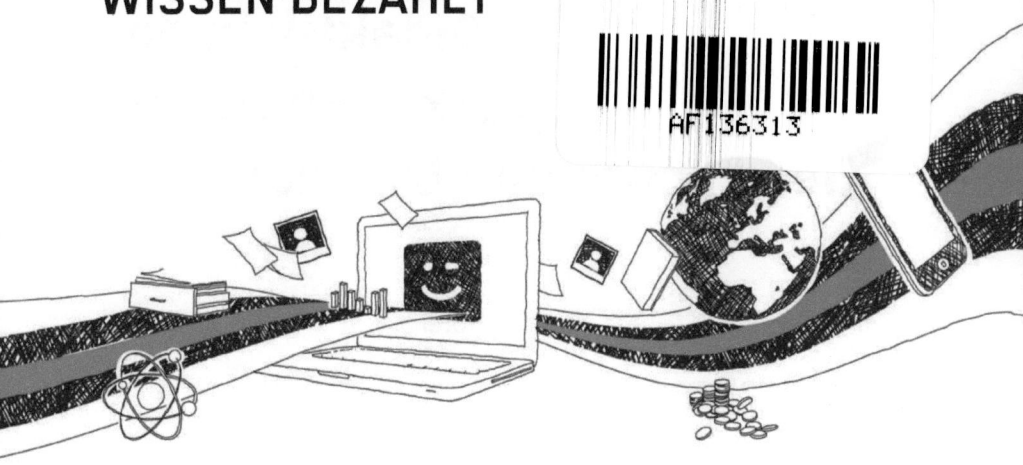

- Wir veröffentlichen Ihre Hausarbeit, Bachelor- und Masterarbeit

- Ihr eigenes eBook und Buch - weltweit in allen wichtigen Shops

- Verdienen Sie an jedem Verkauf

Jetzt bei www.GRIN.com hochladen und kostenlos publizieren

GRIN

Grundlagen der Didaktik in der Medizinpädagogik. Definition, Geschichte und Umsetzung

Thomas Höfer

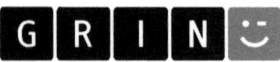

Bibliografische Information der Deutschen Nationalbibliothek:

Die Deutsche Nationalbibliothek verzeichnet diese Publikation in der Deutschen Nationalbibliografie; detaillierte bibliografische Daten sind im Internet über http://dnb.d-nb.de abrufbar.

ISBN: 9783346845085
Dieses Buch ist auch als E-Book erhältlich.

Druck und Bindung: Books on Demand GmbH, Norderstedt Germany
Gedruckt auf säurefreiem Papier aus verantwortungsvollen Quellen

Das vorliegende Werk wurde sorgfältig erarbeitet. Dennoch übernehmen Autoren und Verlag für die Richtigkeit von Angaben, Hinweisen, Links und Ratschlägen sowie eventuelle Druckfehler keine Haftung.

Das Buch bei GRIN: https://www.grin.com/document/1339927

Studienarbeit

DONAU-UNIVERSITÄT KREMS

Grundlagen der Didaktik in der Medizinpädagogik

vorgelegt von

Thomas Höfer

2012

Note: 1,0

Melanie und Rolf Schneider gewidmet, die zusammen die Rolf-Schneider-Akademie gründeten und einem Rookie eine Chance gaben.

Inhaltsverzeichnis

1 EINLEITUNG

"Bildung ist etwas, das Menschen mit sich und für sich machen:
Man bildet sich. Ausbilden können uns andere, bilden kann sich jeder nur
selbst. Eine Ausbildung durchlaufen wir mit dem Ziel, etwas zu können.
Wenn wir uns dagegen bilden, arbeiten wir daran, etwas zu werden – wir
streben danach, auf eine bestimmte Art und Weise in der Welt zu sein."[1]

(Peter Bieri, *1944)

Die Menschen haben in allen Kulturen und von jeher Ideale von menschlichen Individuen formuliert und nach Mitteln und Wegen gesucht, die bewirken, dass die Menschen diesen für sie gesetzten individuellen Persönlichkeitsidealen möglichst ähnlich werden. Es ist eine bunte und vielfache Zahl von Regeln für das erzieherische und bildende Denken wie Handeln aufgestellt, überliefert und implementiert beziehungsweise auch häufig immer wieder verworfen worden. Aus diesen entwicklungsgeschichtlichen Prozessen generierte und formierte sich ab der Mitte des 20. Jahrhunderts in unserem Kulturkreis die Pädagogik als Erziehungswissenschaft und innerhalb der Pädagogik die Didaktik, neben der Methodik, als eine ganz eigenständige elementare Disziplin, die sich als die Lehre beziehungsweise die Wissenschaft vom Lernen und Lehren definiert und ausdifferenziert. Die Pädagogik und ihre Didaktik versteht sich als die Wissenschaft der Theorie und Praxis des personenzentrierten Umgangs mit Menschen unter den Leitdimensionen des Unterrichts, des Lernens, des Lehrens sowie des didaktischen Denkens, Fühlens und Handelns.[2] Die Didaktik hat demnach die elementare Aufgabe, die inhaltliche Gestaltung und Lernziele zu formulieren und dabei die Frage nach dem „*Was*" und „*Warum*" zu untersuchen, während sich die Methodik damit beschäftigt, auf welche Art und Weise diese Wissensvermittlung gestalten werden und schlussendlich erfolgreich gelingen kann.
Der Schweizer Philosoph und Schriftsteller Peter Bieri (*1944) formuliert seine Definition des Bildungsbegriffes weiterhin wie folgt:

---

[1] Vgl. Wahlmüller (2012a), o. S.
[2] Vgl. Jank & Meyer (2011/1991), S. 10.

„Bildung beginnt mit Neugierde, erfordert moralische Identität, erkennt Fremdes an und besteht auf der eigenen moralischen Vision, ist Sinn für Proportionen und Genauigkeit, ist Distanz halten und nicht Formeln nachplappern."[3]

Für Bieri gilt Bildung als Verständigung, als Unterschied und zur Vermeidung von Mittelmaß macht jeder Mensch Bildung mit sich selbst. Ausbildung unter der Prämisse der Individualisierung wird mit mir gemacht. Daher soll Ausbildung zur Bildung werden mit der einzigartigen Individualität des Menschen als das Bildungsbeziehungsweise Ausbildungsideal und der Bildungsintention.[4]

Zielsetzung dieser Studienarbeit über die Grundlagen der Didaktik als grundlegendes Element der Pädagogik für Gesundheitsberufe ist der Versuch einer übersichtlichen Darstellung des historischen, entwicklungsgeschichtlichen und bildungstheoretischen Rahmens beziehungsweise Hintergrundes, der didaktischen Grundlegungen und Theorien bis hin zu einer konstruktiven und für die Umsetzung pragmatischen Lehrplanarbeit im Kontext von Bildungstheorie und pädagogisch-didaktischer Auseinandersetzung.

2 BILDUNGSTHEORETISCHER RAHMEN

In diesem Kapitel möchte ich nun anhand einiger ausgewählter Beispiele einen kurzen Überblick über die historische Entstehung, ihre weitere Entwicklung und Ausdifferenzierung von Bildungstheorien und insbesondere der bildungstheoretischen Didaktik nachzeichnen und ihre jeweiligen Charakteristika präsentieren. Für Protagoras (485-415 v. Chr.), den berühmten vorsokratischen Philosophen und Sophisten der griechischen Antike, existierten keine allgemein gültigen, verbindlichen, unveränderlichen, das heißt ewigen und objektiven Wahrheiten. Für ihn gab es nur eine individuelle, subjektive Perspektive auf alle Dinge der Umwelt und er postulierte daher eine individuelle Gerechtigkeit, das heißt jedem Menschen gerecht zu werden. Nach Protagoras sieht also jeder Mensch seine

---

[3] Wahlmüller (2012e), S. 4.
[4] Vgl. Wahlmüller (2012a), o. S.

individuelle Lebenswelt und Lebenswirklichkeit mit seinen eigenen Augen, so, wie sie ihm aus seinem persönlichen Blickwinkel, seinem Erleben, seiner eigenen Wahrnehmung, Erfahrungen und seiner individuellen Interpretation heraus erscheint und konstruiert sie ganz nach seinen eigenen Wünschen, Ideen, Vorstellungen und Intentionen. Folglich sind Lernprozesse sehr individuell, was sich auch in der Einschätzung, Bewertung und Beurteilung des Lernerfolgs in gerechter Weise widerspiegeln muss. Dieses Gedankengut fasste er laut dem antiken griechischen Philosophen und Schriftsteller Platon (428/427-348/347 v. Chr.) in seinem bekannten Leitsatz zusammen:

„Der Mensch ist das Maß aller Dinge, der Seienden, wie sie sind,
und der Nichtseienden, wie sie nicht sind."[5]

In der mittelalterlichen Mystik des 14. Jahrhunderts entstand innerhalb Europas der deutsche Bildungsbegriff. Dieser wurde als eine Aktualisierung der Gott-Ebenbildlichkeit interpretiert. Dieser christlich-theologische Begriff von Bildung wirkte bis in die Neuzeit, bis er schließlich im 18. Jahrhundert säkularisiert, von nun an also unter weltlichem Gesichtspunkt betrachtet wurde. Anfang des 19. Jahrhunderts fand er durch die sogenannten Neuhumanisten Eingang in die Pädagogik. Die Neuhumanisten, allen voran der deutsche Gelehrte, Staatsmann und Mitbegründer der Universität Berlin Wilhelm von Humboldt (1767-1835), formulierten und kreierten mit dem *„gebildeten Individuum"* ein neues Persönlichkeitsideal, das ganz im Gegensatz zu den damals vorherrschenden utilitaristischen, zweckorientierten Erziehungsidealen stand, die lediglich nach brauchbaren Arbeiter:innen und Staatsdiener:innen verlangten.

Die drei grundlegenden Dimensionen der Bildungstheorie Humboldts waren die Individualität als Ziel der Bildung auf der Basis von Universalität und Totalität.

Dabei verstand er die Individualität als eine *„innere Formkraft"*, die der Mensch erst durch seine Bildung herausarbeiten muss und mit der er dann in der Lage ist, Erkenntnisse und Erfahrungen in der Auseinandersetzung mit dem allumfassenden Makrokosmos in seine eigene Lebenswelt und Wirklichkeit, seinen individuellen Mikrokosmos, zu transferieren und zu transformieren. Unter der

---

[5] WIKIPEDIA (2012), o. S.

Totalität verstand Humboldt die Entwicklung möglichst aller individuellen Fähig- und Fertigkeiten in integrativer Weise zu einer Identität.

Dieses Postulat Humboldts nach einer totalen Entfaltung des einzelnen Individuums gelingt jedoch nur mit der Hilfe geeigneter Bildungsinhalte beziehungsweise Bildungsstoffe. Auch muss diesem Bildungsideal durch individuelle Normen in der Leistungsbewertung adäquat Rechnung getragen werden. Die ideale Verkörperung der hierfür eingeforderten Universalität sahen die Neuhumanisten in den geistigen Strukturen der Antike.[6] Wilhelm von Humboldt definiert seinen Bildungsbegriff demnach folgendermaßen:

> *„Bildung ist der Weg des Individuums zu seiner eigenen unverwechselbaren Identität."*[7]

Im 20. Jahrhundert, vor allem während der Bildungsreformdebatte zu Beginn der 1970er Jahre, unternahm der deutsche Erziehungswissenschaftler Wolfgang Klafki (1927-2016) mit seinem kategorialen Bildungsbegriff den Versuch, die tradierte Trennung von materialer und formaler Bildung zu überwinden. Klafki betrachtet sein Modell der Kategorialen Bildung (1959) als eine Synthese von essentiell wichtigen Bildungsinhalten (material) und grundlegenden Handlungs- und Verhaltensformen (formal). Dabei erschließt sich der Mensch seine Wirklichkeit kategorial und wird dabei zugleich für die Wirklichkeit erschlossen.[8] Diesen wechselseitigen Erschließungsprozess definiert Klafki als *„kategorial"*[9].
In diesem Zusammenhang beschreibt Wolfgang Klafki Bildung als Verknüpfung dreier elementarer Grundfertigkeiten: der Fähigkeit zur Selbstbestimmung, zur Mitbestimmung und zur Solidarität.[10] Die Konstruktionsweise des Modells der Kategorialen Bildung von Klafki erlaubt sowohl den Einschluss materialer und formaler Bildungstheorien wie auch deren wechselseitige Begrenzung. In seiner didaktischen Analyse formuliert Wolfgang Klafki die drei wesentlichen Grundprinzipien als das Elementare oder das allgemeine Prinzip, das Fundamentale

---

[6] Vgl. Akademie für Lehrerfortbildung (1996), S. 13.
[7] Wahlmüller (2012e), S. 5.
[8] Vgl. Wahlmüller (2012b), S. 2ff.
[9] Wahlmüller (2012b), S. 2f.
[10] Vgl. ebenda, S. 2.

beziehungsweise die grundlegende Einsicht und das Exemplarische als den allgemeinen und fundamentalen Erkenntnisgewinn an einem anschaulichen Beispiel.[11]

Eine treffende Beschreibung des Bildungsbegriffes liefert auch der österreichische Philosoph Konrad Paul Liessmann (*1953), indem er formuliert:

„Bildung ist kein Wert, sondern das Programm der Menschwerdung."[12]

Innerhalb der konstruktivistischen Didaktik der Gegenwart definiert der deutsche Pädagoge und Kulturtheoretiker Kersten Reich (*1948) seinen Bildungsbegriff aus einer konstruktivistischen Perspektive. In einer konstruktivistischen Didaktik werden die Lerninhalte und Lernziele von den Lernenden selbst ganz bewusst auf ihren subjektiven, individuellen Gewinn, persönlichen Nutzen und die eigene Bedeutung hin kritisch abwägend und reflexiv hinterfragt, analysiert, gezielt ausgewählt und konsekutiv gelernt. Dabei müssen die Lernenden durch reflexive Selbst- und Eigenverantwortlichkeit, Selbstbestimmung, Selbstvertrauen, Selbstorganisation und kognitiver Einsicht auf ihrem Weg zu einer kreativen Konstruktion ihrer eigenen, ganz einzigartigen Lern- und Lebenswelten geführt, gefordert und gefördert werden.[13]

Die Lernenden werden hierbei durch Partizipation, Anerkennung, Anregung und Anleitung zu aktiv beteiligten, mitgestaltenden, mitentscheidenden und mitverantwortlichen sowie selbstbewertenden Akteur:innen, so dass in der Folge eine inklusive Bildung und Erziehung generiert werden kann. Aus Beobachtung wird Selbstachtung.[14]

Schließen möchte ich dieses Kapitel mit einem für mich sehr bedeutsamen Zitat des Berliner Philosophen und Satirikers Johannes Conrad (1929-2005):

„Wer können soll, muss wollen dürfen."[15]

---

[11] Vgl. ebenda, S. 4.
[12] Wahlmüller (2012e); S. 5.
[13] Vgl. Reich (2008), S. 95.
[14] Vgl. Wahlmüller (2012e), S. 5.
[15] Ebenda, S. 2.

7

3 DIDAKTISCHE GRUNDLEGUNG

In dem folgenden Kapitel möchte ich vier theoretische Ansätze von didaktischen Modellen näher vorstellen und im Weiteren die didaktische Auseinandersetzung anhand der Charakteristika ihrer typischen Vertreter explizit weiter erläutern. Die Didaktik als eine Teildisziplin der Erziehungswissenschaften, die sich als Lehre beziehungsweise Wissenschaft vom Lernen und Lehren definiert, gründet sich vor allem auf dem bildungstheoretischen (Klafki et al.), dem lerntheoretischen (Heimann et al.) und dem erziehungswissenschaftlichen, das heißt konstruktivistischen Ansatz (Reich et al.) sowie auf der dialektischen Didaktik von Lothar Klingenberg.

Im bildungstheoretischen Ansatz von Wolfgang Klafki gilt die Didaktik als die Theorie von Bildungsinhalten, ihrer spezifischen und gezielten Auswahl und der entsprechenden Rechtfertigung beziehungsweise Begründung der selektiven Wahl. Die Inhalte des Unterrichts werden zentral in den Mittelpunkt gestellt. Die Hermeneutik oder Auslegung stellt hier die vorherrschende Methodik dar.
Der Entscheidung über die Ziele und Inhalte von Lehr-Lernprozessen wird oberste Priorität eingeräumt.[16] Klafki formuliert seinen Bildungsbegriff als einen Konsens aus den drei fundamentalen Fähigkeiten zur Selbstbestimmung, zur Mitbestimmung und zur Solidarität.[17] Zur didaktischen Analyse beschreibt er weiterhin drei Grundprinzipien: das Elementare als ein exemplarisches, dahinter liegendes, allgemeines Prinzip, das Fundamentale als eine Vielzahl eindrucksvoller Erfahrungen für den Gewinn grundlegender Einsichten bzw. Erkenntnisse und das Exemplarische als Entwicklungsorganon des Elementaren und des Fundamentalen. Wolfgang Klafki postuliert innerhalb der didaktischen Analyse für jeden einzelnen Unterrichtsinhalt im intentionalen Bezug auf die Lernenden die Analyse nach den folgenden fünf Dimensionen:[18]

1. Exemplarische Bedeutung: Sinn- und Sachzusammenhang des Inhalts
2. Gegenwartsbedeutung: Gegenwärtige Bedeutung des Inhalts für dieLebens-

---

[16] Vgl. Wahlmüller (2012b), S. 1.
[17] Vgl. ebenda, S. 2.
[18] Vgl. ebenda, S. 4.

und Umwelt

3. Zukunftsbedeutung: Bedeutung des Themas für die Zukunft

4. Inhaltsstruktur: Qualitative und quantitative Analyse und Planung

5. Zugänglichkeit: Optimale Inszenierung von Lehr-Lernprozessen

Der lerntheoretische Ansatz wurde im *„Berliner Modell"* von Paul Heimann (1901-1967) entwickelt und befasst sich mit der Theorie des Unterrichts und allen relevanten Faktoren, die auf seine reflektierte, wissenschaftlich fundierte Planung, Strukturierung, Gestaltung und Zielsetzung einwirken. Das hierfür angewandte Verfahren und somit die Voraussetzung für eine ideologiekritische Untersuchung sämtlicher unterrichtsdeterminierender Faktoren ist die Analyse. Allen Entscheidungsfeldern und Strukturelementen des Unterrichts, seiner Intention, Inhalte beziehungsweise Thematik, Methodik und Auswahl der verwendeten Medien wird der gleiche bedeutungsvolle Rang zugeordnet.[19]

Diese Kriterien befinden sich in einer gegenseitigen Interdependenz, ebenso korrelieren die einzelnen Entscheidungsfelder äquivalent mit- und untereinander. Schlussfolgernd generieren sich daraus eine zyklische Abfolge von gegen- und wechselseitiger Abhängigkeit und Kombination der einzelnen Elemente, eine hohe Variabilität hinsichtlich der Planung und Durchführung sowie die analytische Kontrollierbarkeit der Unterrichtsevaluation.[20]

Der erziehungswissenschaftliche oder konstruktivistische Ansatz versteht die Didaktik als die Theorie der demokratischen Analyse, der Konstruktion einer relativen und subjektiven Wirklichkeit sowie der Steuerung und Optimierung von Lehr-Lernprozessen hinsichtlich der Generierung und weiteren Entwicklung eines Prozesses der Selbstorganisation von Wissen.[21] Der Lernprozess entwickelt sich individuell auf der Basis einer Wirklichkeits- und Sinnkonstruktion jedes einzelnen Lernenden. Kersten Reich erweitert in seiner systemisch-konstruktivistischen Pädagogik die bisherigen didaktischen Theorien folglich durch seine sehr eindringliche Forderung nach einer Demokratisierung von Lehr-Lernprozessen.

---

[19] Vgl. ebenda, S. 1f.
[20] Vgl. Wahlmüller (2012b), S. 5f.
[21] Vgl. Wahlmüller (2012c), S. 1.

Lehrende und Lernende werden in gleicher Weise auch zu Didaktikern. Die fundamentale wie essentielle Aufgabe der Lehrenden in ihrer Rolle als Lernberater:in und Lernbegleiter:in ist die sinn- und realitätsstiftende Gestaltung effektiver Lehr-Lernumgebungen, auch die bereitwillige Akzeptanz konstruktiver Störungen (Perturbationen) und im Rahmen einer ständigen Viabilitätsprüfung die Analyse beziehungsweise Neukonstruktion von Wirklichkeits- und Deutungsmustern.[22] Kersten Reich formuliert hierzu seine vier Grundpostulate der konstruktivistischen Didaktik, die seine radikale Subjektorientierung zum Ausdruck bringen:[23]

1. Unterricht ist ein konstruktiver Ort mit eigener weitreichender Weltfindung („...Verhältnis von Selbstbezug zu Weltbezug.")[24]
2. Didaktik muss durch konstruktive, selbsttätige und eigenverantwortliche Aufklärung und Reflexion emanzipieren
3. Keine Festlegung von Themen und Inhalten im Vorhinein, das heißt gemeinsame Festlegung durch alle am Lehr-Lernprozess Beteiligten mit dem Ziel der Selbst- und Mitbestimmung
4. Neugestaltung der Beziehung zwischen Lernenden und Lehrenden als vorrangiges Bildungsziel

Die dialektische Didaktik des Lothar Klingenberg (1926-1999) präsentiert seine Theorie der Didaktik, die er, eingebunden in die Theorie einer sozialistischen Allgemeinbildung, an den dialektischen Materialismus von Karl Marx (1818-1883) anknüpfte. Bildung muss nach seinem grundlegenden Verständnis für alle Menschen zugänglich, universal und wissenschaftlich fundiert beziehungsweise orientiert sein.[25]

Im Mittelpunkt der dialektischen Theorie Klingenbergs steht die Dialektik von Führung durch die Lehrenden und von Selbsttätigkeit der Lernenden. Weiterhin beschrieb er die Dialektik von Kollektiv und Individualität, von konservativ und

---

[22] Vgl. ebenda.
[23] Vgl. ebenda, S. 11.
[24] Ebenda.
[25] Vgl. Wahlmüller (2012b), S. 8f.

revolutionär, von retrospektivem Blick und Neuigkeit. Für Lothar Klingenberg machten diese Widersprüche Lernen nicht unmöglich, sondern das Gegenteil ist der Fall, denn genau diese Widersprüche generieren und ernähren den Lehr-Lernprozess. Die immer wieder aufs Neue notwendigerweise auszutragende Widersprüchlichkeit generiert, fordert und fördert die Metamorphose der Führung des Lehrenden zur Selbstführung der Lernenden. Die Rolle der Lehrenden erschöpft sich in der Moderation oder der Spende von Lernhilfe.[26] Letztendlich entscheiden also die Lernenden selbst:

„Lernende als mitgestaltende, mitentscheidende und mitverantwortliche Akteure."[27]

4   LEHRPLANARBEIT

Die Umsetzung kompetenz- und lernfeldorientierter Lehrpläne hat zum Ziel, die Handlungskompetenz von Lernenden zu fordern und zu fördern. Handlungskompetenz wird als Bereitschaft und Befähigung des Einzelnen verstanden, sich in beruflichen, gesellschaftlichen und privaten Situationen überlegt, sachgerecht, sowie individuell und sozial verantwortlich zu verhalten. Erklärtes Ziel des Unterrichts ist die Entwicklung von Bereitschaft und Befähigung, auf der Grundlage fachtheoretischen und fachpraktischen Wissens und Könnens, Aufgabenstellungen und Probleme zielorientiert, methodengeleitet, selbständig und eigenverantwortlich zu lösen und das Ergebnis professionell zu beurteilen. Die Lernenden durchlaufen durch Orientieren, Informieren, Planen, Durchführen, Präsentieren, Bewerten, Dokumentieren und Reflektieren verschiedene Phasen des Lernprozesses. Dazu ist es erforderlich, Unterrichtskonzepte zu entwickeln, die die Lernenden individuell fordern wie fördern und sie im Prozess des selbstregulierten Lernens unterstützen.

---

[26] Vgl. ebenda, S. 10.
[27] Ebenda, S. 12.

4.1 Offenes Curriculum

Das erklärte Ziel einer neuen Lernkultur ist die stärkere Förderung der Handlungskompetenz der Lernenden, die sich in die Dimensionen der Fach-, Human- oder Personal- und Sozialkompetenz unterteilt, und ihre Bereitschaft zu einem bereitwilligen, lebenslangen Lernen. Das Lernfeldkonzept zur konkreten Förderung der Handlungskompetenz ist hierbei der Lernfeldansatz und das Instrument zur Durchsetzung ist die Neuordnung und Neuorientierung der Rahmenlehrpläne, die nach Lernfeldern strukturiert sind, die auf der Grundlage der methodisch-didaktischen Analyse und Aufbereitung von Handlungsfeldern transformiert werden. Die strukturelle Grundlage dieser neuen Kultur der Lehrplanarbeit, des Lernens und des Lehrens sowie einer entsprechenden neuen Leistungsbewertung bildet das offene Curriculum.

Seine Generierung, Entwicklung, Differenzierung und nachhaltige Implementierung erfordern eine enorme Entwicklungsarbeit, insbesondere im Team der Lehrenden einer Bildungseinrichtung, eine kompetenzorientierte Planung von Lernzielen, Lerninhalten und Lernsituationen.[28] Das offene Curriculum eines fächerverbindenden, konstruktiven, lern- und handlungsorientierten Unterrichts weist folgende Charakteristika auf:[29]

1. Fächerverbindende, fächerübergreifende und fächerkoordinierende Interdisziplinarität
2. Handlungsorientierung des Unterrichts durch Methodenvielfalt und Exemplarität zur Entwicklung von Handlungskompetenzen
3. Problemorientierung
4. Aktive Rolle von Lernenden und Lehrenden
5. Gemeinsame Entwicklung und Festlegung der Lernziele und Lerninhalte beziehungsweise der Überprüfung und Bewertung des Lernerfolges
6. Individualisierung der Lehr-Lernprozesse
7. Forderung und Förderung von Selbstständigkeit, Selbsttätigkeit und Eigenverantwortlichkeit

---

[28] Vgl. Wahlmüller (2012d), S. 1.
[29] Vgl. ebenda.

8. Offene und wertschätzende Kommunikation

9. Neue Kultur einer Leistungsüberprüfung und Leistungsbewertung
   nach neuro-didaktischen Erkenntnissen über Lehr-Lernprozesse

Das Lernfeldkonzept steht in der Tradition offener Curricula und schulnaher Curriculum-Entwicklungen. Aus diesem Grund möchte ich exemplarisch in den folgenden Abschnitten das Lernfeldkonzept durch ein konkretes Fallbeispiel und die Thematik und Kasuistik von Handlungsfeld, Lernfeld und konkreter Lernsituation aus der pädagogischen Lehrpraxis präsentieren.

4.2 Handlungsfeld

Das aus dem offenen Curriculum für die Naturheilkundeschulen in Deutschland und der Schweiz ausgewählte Handlungsfeld bezieht sich auf das medizinische Fachgebiet der Inneren Medizin, speziell der Notfallmedizin bei akuten Erkrankungen des Herz-Kreislaufsystems (Kardiologie). In diesem Handlungsfeld erwerben die angehenden Heilpraktiker:innen spezifische fachtheoretische und fachpraktische, diagnostische und therapeutische Kenntnisse, Fähigkeiten, Methoden und manuelle Fertigkeiten der notfallmedizinischen Befunderhebung und befundgerechten Anwendung notfallmedizinischer Interventionen bei akuten Erkrankungen des Herz-Kreislaufsystems.[30]

Dabei müssen von den Lehrenden und den Lernenden inhaltliche und formale Querverbindungen beziehungsweise Verknüpfungen zu den grundlegenden Handlungsfeldern Anatomie, Physiologie sowie der allgemeinen und speziellen Pathologie des Herz-Kreislaufsystems innerhalb der Inneren Medizin hergestellt und interpretiert, die sach- und methodengerechte Anwendung bereits erlernter Kenntnisse und Techniken strukturiert aktiviert, methodisch geplant, durchgeführt und in reflexiver Betrachtung analysiert und evaluiert werden. Weiterhin werden die Fähigkeit zu einem selbstständigen und eigenverantwortlichen Handeln, die Fähigkeit zu einer professionellen Kommunikation, Diskussion und Evaluation sowie die Kompetenz zur Reflexion eigener Handlungs- und Verhaltensweisen

---

[30] Vgl. Rolf-Schneider-Akademie - die Naturheilkundeschule (2012), S. 3.

vorausgesetzt beziehungsweise gefordert und gefördert. Von den Lernenden wird weiterhin erwartet, physische, psychische, soziale und kulturelle Faktoren mental-kognitiv zu erfassen, ihre Vorgehensweise darauf abzustimmen sowie ethische und moralische Aspekte, gesetzliche Vorgaben und Richtlinien zu berücksichtigen. Die praktische Ausbildung an Patient:innen beziehungsweise in der Simulation erfordert ein transferorientiertes Konzept, in dem sowohl das Übertragen des theoretischen Wissens in die Praxis ermöglicht wird, als auch die Fähigkeit, Alternativen wie das Rufen eines Notarztes oder einer Notärztin und Rettungswagens zu finden und umzusetzen.

4.3 Lernfeld

Das Lernfeld bezieht sich hier auf potentielle Notfälle in der naturheilkundlichen Praxis und thematisiert das Erkennen von lebensbedrohlichen Gefahren und akuten Notfallsituationen sowie die fachgerechte Erstversorgung durch entsprechende Maßnahmen der Ersten Hilfe (Herz-Lungen-Wiederbelebung). Innerhalb dieses Lernfeldes beschreibt das konkrete Thema die lebensbedrohliche Notfallsituation bei einem akuten Angina pectoris-Anfall (*„Brustenge"*) beziehungsweise Myokardinfarkt (*„Herzinfarkt"*).[31] Schwerpunkte dieses Lernfeldes sind die systematische Befunderhebung und Analyse der Notfallsituation in Schwere und Ausmaß sowie ihre Bewertung unter zeitkritischen Bedingungen.

4.4 Lernsituation

Die Lernsituation stellt die kleinste konkretisierende und didaktisch aufbereitete Lerneinheit eines Lernfeldes dar. Die konkrete Lernsituation soll es den Lernenden ermöglichen, Rückschlüsse und Verknüpfungen auf das entsprechende Handlungs- und Lernfeld schließen zu können.

---

[31] Vgl. Rolf-Schneider-Akademie - die Naturheilkundeschule (2012), S. 4.

4.4.1 Fallbeispiel

Herr Mustermann ist 74 Jahre alt, 175 cm groß und 97 Kg schwer. Er ist verwitwet und lebt alleine in einem Vorort von Schweinfurt. Aus seiner Ehe hat er einen Sohn und eine Tochter, die in unmittelbarer Nachbarschaft wohnen. Über seine Finanzen muss sich Herr Mustermann keine Sorgen machen, da er als Vertriebsleiter in der Schweinfurter Großindustrie tätig war und für sein Alter finanziell gut vorgesorgt hat. Herr Mustermann war für seinen Betrieb beruflich viel unterwegs und führte infolge seiner leitenden und verantwortungsvollen Position über viele Jahre ein sehr stressreiches, aber erfüllendes Leben. Nun ist er seit neun Jahren im Ruhestand und froh darüber, dass er jetzt nicht mehr früh aufstehen und oft über mehrere Tage auf Dienstreise muss.

Tagsüber sieht Herr Mustermann gerne Fern und liest Bücher, jede sportliche Betätigung oder Bewegung sind ihm ein Greul (*„no sports"*). Er geht überwiegend nur zum Einkaufen oder Rauchen aus dem Haus, ansonsten verbringt Herr Mustermann die meiste Zeit seines Lebens zuhause. Einmal wöchentlich besucht er einen Seniorenstammtisch, um mit Freunden über gute alte Zeiten zu plaudern und bei üppigen Mahlzeiten und Alkoholgenuss ein paar fröhliche Stunden zu verleben. Herrn Mustermann ist bewusst, dass er mit dem Rauchen aufhören sollte und er sich mehr an der frischen Luft bewegen muss. Sein Hausarzt hat ihn schon mehrfach eindringlich darauf hingewiesen, dass das Rauchen, sein Übergewicht und seine manifeste Hypertonie einen großen Schaden an seinen Blutgefäßen verursachen und damit das Risiko einer Herz- beziehungsweise Gefäßerkrankung deutlich steigt. Dabei verdrängt er ebenso, dass sein Vater an einem Myokardinfarkt verstorben ist. An den vergangenen Tagen verspürte Herr Mustermann eine zunehmende Atemnot, die ihn im Alltag zunächst nur bei Belastung, wie beispielsweise dem Treppensteigen, mittlerweile aber schon bei der leichtesten körperlichen Anstrengung einschränkt.

Doch er denkt nicht daran, zum Arzt zu gehen. Er ist der festen Überzeugung, dass dies eine Folge des Alters sei und man damit schließlich leben müsse. An diesem Nachmittag findet der wöchentliche Seniorentreff im örtlichen Gasthaus statt. Mitten im Gespräch sackt Herr Mustermann auf dem Stuhl sitzend in sich zusammen und greift sich plötzlich mit der rechten Hand an seine linke Brust. Er klagt über starke, stechende Schmerzen und ein Engegefühl im Brustbereich. Herr Mustermann ruft um Hilfe und seine Freunde holen Sie aus ihrer ortsansässigen Praxis für Naturheilkunde zum Gasthaus, da sein Hausarzt am Mittwochnachmittag keine Sprechstunde hat. Bei Ihrem raschen Eintreffen ist Herr Mustermann kurzatmig und klagt darüber, dass er nicht genug Luft bekommt. Es besteht der dringende Verdacht auf einen akuten Angina pectoris-Anfall oder einen Myokardinfarkt.

4.4.2 Aufgabenstellung und Zielsetzung

Die hier folgende Aufgabenstellung ist eine Kombination aus einer Studien-, Problem-, Strategie- und Anwendungsaufgabe und lautet wie folgt:[32]

„Erfassen und analysieren Sie bitte die Situation und bearbeiten Sie im Rahmen der Aufgabenstellung folgende Handlungsaufträge:"[33]

1. Informieren Sie sich innerhalb der Inneren Medizin, speziell der Kardiologie, über die Krankheitsbilder Angina pectoris und Myokardinfarkt der Koronaren Herzkrankheiten (KHK).
   Konzentrieren sie sich dabei insbesondere auf die Ätiologie, die Pathophysiologie, die klinische Symptomatik und die Maßnahmen der Ersten Hilfe im akuten Notfall.
2. Überlegen Sie, welche prädisponierenden Faktoren zur Auslösung eines akuten Angina pectoris-Anfalles oder eines Myokardinfarktes beitragen können und wie diese zu reduzieren oder zu vermeiden sind.
3. Planen und fertigen Sie einen Handlungsleitfaden an, auf dem die Vorgehensweise bei kardiopulmonalen Notfällen dargestellt wird.
4. Führen Sie die Erste-Hilfe-Maßnahmen bei Herrn Mustermann durch und spielen Sie die Situation in Partnerarbeit nach. Achten Sie auf die korrekte Durchführung und stoppen Sie dabei die benötigte Zeit.
5. Präsentieren Sie ihre Ergebnisse in der studentischen Gruppe.
6. Bewerten und dokumentieren Sie Ihre Leistungsergebnisse beziehungsweise

---

[32] Vgl. Wahlmüller (2012a), S. 1.
[33] Vgl. Rolf-Schneider-Akademie - die Naturheilkundeschule (2012), S. 5f.

Ihren Erkenntnisgewinn in Ihrem Studien-Portfolio.

7. Reflektieren Sie das gesamte Lernfeld aus Ihrer persönlichen Sichtweise, Wahrnehmung, Erfahrung und Einschätzung.

Die Zielsetzung wird folgendermaßen von den Lernenden und den Lehrenden gemeinsam definiert und festgelegt:[34]

1. Die Lernenden reflektieren, welche kardiopulmonalen Komplikationen, vor allem bei älteren Menschen, in der naturheilkundlichen Praxis auftreten können.

2. Sie realisieren, dass akute Notfallsituationen unvorbereitet auftreten und fachgerechtes Handeln erfordern.

3. Sie erstellen nach den Regeln der Ersten Hilfe einen Handlungsplan beziehungsweise einen Handlungsleitfaden für kardiopulmonale Notfälle.

4. In der Umsetzung führen Lernende die Vitalfunktionskontrolle durch.

5. Sie erfassen, analysieren und bewerten, auch unter zeitkritischen Bedingungen, die in der jeweiligen Situation einwirkenden Faktoren und Rahmenbedingungen in Schwere und Ausmaß systematisch.

6. Sie erheben die Eigen-/Fremdanamnese.

7. Sie wenden die in ihrem Tätigkeitsbereich gebräuchlichen Verfahren zur Zustandsbeurteilung, Handlungsplanung, Umsetzung und Dokumentation an.

8. Sie werten die gewonnenen Informationen kontinuierlich aus und stellen gegebenenfalls Veränderungen fest.

9. Sie ermitteln und begründen unter Berücksichtigung unterschiedlicher Erfordernisse den individuellen Versorgungsbedarf.

10. Die Lernenden erkennen, dass fachgerechtes Handeln nur durch wiederholtes Notfalltraining möglich ist.

11. Kenntnis von Schlüsselwörtern wie Koronare Herzkrankheiten, Herz-Lungen-Wiederbelebung (HLW) und Handlungsleitfaden.

Das Anforderungsprofil an die Handlungskompetenz der Lernenden lässt sich folgendermaßen zusammenfassen: Die Lernenden reflektieren selbstständig,

---

[34] Vgl. Rolf-Schneider-Akademie – die Naturheilkundeschule (2012), S. 7.

welche lebensbedrohlichen kardiopulmonalen Komplikationen, insbesondere bei älteren und meist multimorbiden Menschen, im Zusammenhang mit der alltäglichen medizinisch-naturheilkundlichen Praxistätigkeit auftreten können.

Die Lernenden realisieren, dass Notfallsituationen unvorbereitet auftreten und ein sofortiges, das heißt zeitgerechtes sowie auch fach- und methodengerechtes Handeln erfordern. Das gute Gelingen und der Erfolg der Rettung eines Menschenlebens als höchstes Gut sind nur durch wiederholtes, implementiertes und immer wieder aktualisiertes Notfalltraining möglich.

4.4.3 Kompetenzbereiche und Kompetenzprofil für das Lernziel

Kompetenzbereiche aus dem Lernfeld

Im Rahmen des Kompetenzbereichs für das Ausbildungsziel erkennt der/die Heilpraktiker:in bei Patient:innen akut kritische Notfallsituationen, insbesondere mit lebensbedrohlichem Charakter. Der/die Lernende ist in der physischen, psychischen, mental-kognitiven, sozialen und fachlich-kompetenten Lage, sich augenblicklich situativ zu orientieren und selbstständig sowie eigenverantwortlich die lebensrettenden Sofortmaßnahmen der Ersten Hilfe einzuleiten.

Hierzu gehören Maßnahmen wie die Vitalzeichenkontrolle und die Technik sowie fachpraktische Anwendung der Herz-Lungen-Wiederbelebung (HLW) zeitgerecht zu planen, durchzuführen, zu präsentieren, zu bewerten, zu dokumentieren und abschließend zu reflektieren (Handlungskompetenz) .

Es finden sich in der Folge zusammenfassend alle Elemente der Kompetenzentwicklung:

1. Fachkompetenz: Demonstration fachtheoretischer und fachpraktischer Kenntnisse und Fertigkeiten
2. Personalkompetenz: Gefahren/Symptome bei akuter Angina pectoris/ Myokardinfarkt erkennen und darauf adäquat reagieren
3. Sozialkompetenz: Arbeit mit Übungspartner:in beziehungsweise Patient:in
4. Methodenkompetenz: Maßnahmen der Ersten Hilfe
5. Lernkompetenz: Entwicklung eines Handlungsleitfadens für die Vorgehensweise bei kardiopulmonalen Notfällen

Raster auf Grundlage der vorausgesetzten Inhalte

Zur Bearbeitung der Lernsituation umfasst das Raster für den aktuellen Ausbildungs- und Wissensstand der Lernenden folgende bereits bekannte Fächer und Wissensinhalte („*Vorwissen*"):

1. Grundlegende Kenntnisse der mikroskopischen und makroskopischen Anatomie und der Physiologie
2. Kenntnisse über die Innere Medizin, speziell über die allgemeine und spezielle Pathologie der Erkrankungen des Herz-Kreislaufsystems
3. Kenntnisse über die Koronaren Herzerkrankungen Angina pectoris und Myokardinfarkt im Zusammenhang mit Alterung, Stoffwechselstörungen, (Adipositas), dem Respirationssystem (Rauchen) und den Kreislauforganen (Hypertonie)
4. Grundlegendes theoretisches und praktisches Wissen über das sichere Erkennen charakteristischer Symptome und die Anwendung von Maßnahmen der Ersten Hilfe

Gemäß dem Kompetenzverständnis nach Erwin Beck (1995) sind somit folgende Kompetenzbereiche abgedeckt: der kognitive (Handlungsplan erstellen und Strategien entwickeln), der kommunikative (mit dem Patienten, Erfahrungsaustausch in der Gruppe), der soziale (Beobachtung und Befähigung zur Leistung von Erster Hilfe), der motivationale (eigenständige Zielsetzung und die Fähigkeit, Leben zu retten) und der metakognitive (Fähigkeit zur Selbsteinschätzung) Kompetenzbereich.[35]

Kompetenzprofil

Im Folgenden möchte ich für dieses Fallbeispiel nun eine nach dem Pädagogen Alfred Wahlmüller (2012) modifizierte tabellarische Übersicht über das Kompetenzprofil beziehungsweise die Kompetenzstrukturen in Anlehnung an das Modell von Howard Gardner in „*Kreative Intelligenz*" (Piper 2002) und von Christa Karners in „*Lernberatung statt Beurteilung*" (Tectum 2004) zur Selbst- und auch Fremdbewertung beziehungsweise Fremdeinschätzung geben

---

[35] Vgl. Wahlmüller (2012a), S. 5.

(Tabelle : Kompetenzprofil):[36]

Selbsteinschätzung (Name):	
Fremdeinschätzung (von/für Namen):	
Zeitlicher Rahmen / Datum:	

KOMPETENZPROFIL

Zutreffendes bitte ankreuzen	gar nicht vorhanden (0%)	gering-fügig vorhanden	ausreichend vorhanden	gut vorhanden	sehr gut vorhanden (100%)	überdurchschnittlich vorhanden

Sachbezogene Ebene

Wissensstrukturen

Inhaltliches Fachwissen						
Wissenszugänge und Informationsquellen						
Erkennen von Wissens-zusammenhängen						

Erfahrungsstrukturen

Selbstständige Arbeit						
Dokumentation eigener Leistungen						
Reflexionsberichte						

Planungsstrukturen

Gestaltung von Zielsetzungen						
Methodeneinsatz						
Ablaufgestaltung						
Sachanalytische Auseinandersetzung						

---

[36] Vgl. Wahlmüller (2012a), S. 5f.

Methodenstrukturen

Methodenkenntnis und Methoden- differenzierung							
Kritische und zielorientierte Auswahl							
Einsatzplanung							
Organisatorische Begleitmaßnahmen							

Organisationsstrukturen

Inhaltliche und zeitliche Strukturie- rung							
Konfliktmanagement							
Kommunikationsfor- men							

Ausdrucksstrukturen

Sprechfähigkeit und Sprechfertigkeit							
Wahl der mündlichen Ausdrucksweise							
Körpersprache							
Spezifischer Einsatz der Sprache							

Personenbezogene Ebene

Intrapersonale Wahrnehmungsstrukturen

Eigensicht							
Eigeneinschätzung							
Persönliche Einstel- lung							
Haltungen und Fähig- keiten							

Interpersonale Wahrnehmungsstrukturen

Offenheit							
Perspektivenvielfalt							
Empathie und							

einfühlendes Verstehen							

Sozialstrukturen

Kontaktbereitschaft							
Kommunikationsbereitschaft							
Kooperationsbereitschaft							
Umgang mit Problemen und Konflikten							
Gruppenspezifisches Verhalten							

Führungsstrukturen

Rollenbewusstsein							
Bewusstsein von Situations- und Rahmenkomponenten							
Verantwortungsbewusstsein							
Organisationsfähigkeiten und Organisations-fertigkeiten							
Engagement							

Reflexionsstrukturen

Kritische Distanz zur eigenen Vorgehensweise							
Selbstbewertung							
Annahme von Fremdbewertung							

Beurteilungsstrukturen

Durchführung von Fremdbewertung							
Bewusste Differenzierung von Beobachtung und Interpretation							

Tabelle: Kompetenzprofil zur Selbst- und Fremdbewertung nach Gardner und Karner, modifiziert nach Wahlmüller (2012)[37]

---

[37] Vgl. Wahlmüller (2012a), S. 5f.

22

5 KRITERIEN UND METHODEN ZUR ÜBERPRÜFUNG DES LERNERFOLGES

Die Kriterien und Methoden der Beurteilung beziehungsweise Bewertung des Lernerfolges ergeben sich konsequenterweise aus der Lernsituation innerhalb eines Lernfeldes. Dem Konzept des offenen Curriculums angepasst erfolgt demzufolge die Leistungsmessung und Leistungsbewertung in einem kontinuierlichen Prozess kompetenzorientiert, fächerverknüpfend und multidimensional in den fachrichtungsbezogenen Fächern auf der Lernfeldebene und nicht als reine Momentaufnahme betrachtet. In die Bewertung fließen demnach alle von den Lernenden im Zusammenhang mit dem Unterricht beziehungsweise Lernprozessen erbrachten Leistungen. Diese Form der Leistungsbewertung setzt voraus, dass den Lernenden in den Lernprozessen vielfältig, variantenreich, mit unterschiedlichem Anforderungsniveau und wiederholt die Gelegenheit geboten wird, die entsprechenden, an und mit ihnen zusammen festgelegten Anforderungen in Umfang und Anspruch kennen zu lernen, genau zu definieren und sich adäquat auf diese einzustellen.

Aktive Partizipation, regelmäßiges Feedback und die kontinuierliche Reflexion zu den eigenen Lernfortschritten und zur persönlichen Leistungsentwicklung unterstützen die Motivation und Lernbereitschaft der Lernenden. Regelmäßige Rückmeldungen fördern und fordern ihre Fähigkeit, selbsttätig und eigenverantwortlich Kriterien für die Selbst- und Fremdbewertung sowie die Beurteilung von individuellen und gemeinsam in der Gruppe erbrachten Lernabläufen und Lernergebnissen aufzustellen.[38] Eine Methodenvielfalt in den Lern- und Lehrprozessen erfordert ebenso eine daran angepasste Methodenvielfalt in der Leistungsüberprüfung beziehungsweise Leistungsfeststellung.

Exemplarisch möchte ich zusätzlich zum Kompetenzprofil zur Selbst- und Fremdbewertung nach Gardner und Karner, modifiziert nach Alfred Wahlmüller, die schriftliche Überprüfung und das Portfolio als Methoden zur Leistungsfeststellung präsentieren.

Bei der Leistungskontrolle durch schriftliche Testverfahren ist die Verwendung von unterschiedlichen Typen von Fragestellungen unabdingbar. Diese Vielfalt an Fragestellungen wird dem tatsächlichen Leistungsvermögen der Lernenden am ehesten gerecht. Als Fragetypen können beispielsweise Multiple Choice Items, Begriffszuordnungen durch das Einzeichnen von Linien, Fehlersuche im Text oder Bild, das Anfertigen von Skizzen und Zeichnungen oder ein freier, themenbezogener Aufsatz in einer Leistungsüberprüfung verwendet werden. Diese schriftliche Überprüfung kann als Mehr-Phasen-Arbeit konzipiert sein, in der den Lernenden einige Tage später abermals die Gelegenheit und Chance gegeben wird, ihre erste Arbeitsleistung im Sinne einer formalen und inhaltlichen Qualitätsverbesserung, der Lernzielreflexion und der Selbstbewertung zu analysieren, zu überarbeiten, zu korrigieren oder auch zu ergänzen.[39]

Das Portfolio bietet durch die selbstbestimmte Leistungsdarstellung in Ergänzung zur einer fremdbestimmten Leistungsfeststellung auch die Möglichkeit, die

---

[38] Vgl. Wahlmüller (2012a), S. 4.
[39] Vgl. Wahlmüller (2012f), S. 6.

Perspektive vom Einzelprodukt zum Prozess zu wechseln und die Orientierung auf die Kompetenzen anstelle auf Defizite und Schwächen zu lenken.

Die Intention der Portfolio-Arbeit betont die selbst bestimmte und eigenverantwortliche Präsentation des eigenen Könnens und Leistungsvermögens, die genaue Dokumentation selbst ausgewählter Lerninhalte und Leistungsprodukte, die sinnstiftende Verknüpfung von Lernprozess und Lernprodukt und eröffnet auf diese Art und Weise die Möglichkeit auf ein Höchstmaß an Selbst- und Fremdreflexion.[40]

---

[40] Vgl. ebenda, S. 1f.

6 CONCLUSIO

Im Kontext der didaktischen Grundlagen und des Bildungsmanagements bedingen sich auf dem Fundament bildungstheoretischer Ansätze und didaktischer Grundlegungen eine neue Kultur des Lernens und Lehrens und eine ihr entsprechende Leistungsbewertung einander wechselseitig. Die Art und Weise dessen, was überprüft und bewertet wird, muss in hohem Maße die Lerninhalte und Lernziele definieren, festlegen und bewerten. Eine neue Lernkultur und ihre historische Entwicklung von der griechischen Antike bis zur konstruktivistischen Didaktik Kersten Reichs integriert und implementiert eine hohe Kultur der Individualisierung, Selbstständigkeit, Eigenverantwortung, Prozessorientierung, des Lernens in komplexen Situationen und der Demokratisierung in der Planung, Organisation, Inszenierung, Analyse, Steuerung und Bewertung von Lehr- und Lernprozessen in unser etabliertes und tradiertes Bildungssystem.[41]

Ein weiterer entscheidender Aspekt ist aus meiner Sicht der personenzentrierte Ansatz von Carl R. Rogers (1902-1987). Daran anknüpfend stellten Reinhard Tausch (1921-2013) und Anne-Marie Tausch (1925-1983) im Jahr 1977 auf die humanistischen Grundlagen der Persönlichkeitsentwicklung von Carl R. Rogers (1969) aufbauend die vier Schlüsselelemente einer guten Lernatmosphäre heraus, die von ihnen als die vier Dimensionen des Erzieherverhaltens bezeichnet werden. Diese sind für das Verhalten von Lehrenden den Lernenden gegenüber in pädagogischen Prozessen von herausragender Bedeutung. Sie beschreiben die gegenseitige Anerkennung und Wertschätzung, die Echtheit (Authentizität) und Aufrichtigkeit im Ausdruck der eigenen Überzeugungen und Gefühlsempfindungen als fundamental wichtige Einstellungen und Hauptdimensionen der Lehrenden in pädagogischen Prozessen.

Weiterhin werden das nicht wertende, einfühlende Verstehen (Empathie) und eine nicht dirigierende, sondern persönlichkeitsfördernde Tätigkeit des Lehrenden, die auf einem echten Vertrauen in das individuelle Selbstverwirklichungs-

---

[41] Vgl. Winter (2011), S. 6ff.

und Reflexionspotential der Lernenden fußt und diese zu einer freien, individuellen und demokratischen Handlungskompetenz stimuliert, als die entscheidenden Aspekte für die Haltung und das Handeln des Lehrenden und somit für die (Aus)Gestaltung einer positiven, erfolgreichen und lustvollen Lernatmosphäre angesehen.[42]

Daher bedarf ebenso die Leistungsbewertung in einer neuen Lernkultur auch in der Gesundheits- und Medizinpädagogik der erweiterten Lehr- und Lernformen einer reflexiven und dialogischen sowie inhaltlichen und diagnostischen Planung, Analyse, Auswertung, Präsentation und Dokumentation der Leistungs- und Arbeitsprozessergebnisse in einer stets wechselseitigen Feedbackkultur. Oberste Zielsetzung ist eine anerkennende Leistungsbewertung, die über fachliche und inhaltliche Aspekte hinausgeht und auch die individuellen, sozialen, kommunikativen, methodischen und strategischen Lernleistungen in der Bewertung der erbrachten Leistungen und ihrer Entwicklung insgesamt berücksichtigt.

Schließen möchte ich meine Studienarbeit mit einem Zitat von Carl R. Rogers aus seinem Artikel „Die Bedeutung von Selbstbewertung für das Lernen" 1972):

„...daß Persönlichkeits-Organisation und –Entwicklung behindert werden, wenn der Lernende den Ort der Wertung als außerhalb seiner selbst liegend erfährt; daß es das persönliche Wachsen fördert, wenn er den Ort der Wertung als in sich selbst liegend erfährt."[43]

---

[42] Vgl. Schnotz (2006), S. 19.
[43] Rogers (1972) in: Teml & Teml (Seminarunterlagen 25.-27.11.2011), o. S.

LITERATURVERZEICHNIS

AKADEMIE FÜR LEHRERFORTBILDUNG (1996): Pädagogik.
Materialien für das Studienseminar. 2. Auflage, Dillingen

JANK, Werner & MEYER, Hilbert (2011/1991): Didaktische Modelle.
10. Auflage, Cornelsen Verlag Scriptor GmbH & Co. KG, Berlin

REICH, Kersten (2008): Konstruktivistische Didaktik. Lehr- und Studienbuch mit
Methodenpool auf CD. 4., durchgesehene Auflage, Beltz Verlag,
Weinheim und Basel

ROGERS, Carl R. (1972): Aus: Rogers, C. R.: Schüler-bezogener Unterricht.
Die Bedeutung von Selbstbewertung für das Lernen.
In: Die klientenzentrierte Gesprächspsychotherapie. Kindler, München
(daraus S. 335-373), aus: Teml & Teml, Seminarunterlagen
25.-27.11.2011, Donau-Universität Krems (unveröffentlichtes Manuskript)

ROLF-SCHNEIDER-AKADEMIE – DIE NATURHEILKUNDESCHULE (2012):
Curriculum für die Ausbildung von Heilpraktiker/innen zur
Vorbereitung auf die staatlich durchgeführte, amtsärztliche
Überprüfung durch die Gesundheitsämter in Deutschland
(unveröffentlichtes Manuskript)

SCHNOTZ, Wolfgang (2006): Pädagogische Psychologie. Workbook.
Beltz Psychologie Verlags Union, Weinheim

WAHLMÜLLER, Alfred (2012a): Beurteilung. Seminarunterlagen vom
24.01.2012, Donau-Universität Krems (unveröffentlichtes Manuskript)

WAHLMÜLLER, Alfred (2012b): Didaktische Theorien.
Seminarunterlagen vom 25.01.2012, Donau-Universität Krems
(unveröffentlichtes Manuskript)

WAHLMÜLLER, Alfred (2012c): Konstruktivistische Didaktik.
Seminarunterlagen vom 25.01.2012, Donau-Universität Krems
(unveröffentlichtes Manuskript)

WAHLMÜLLER, Alfred (2012d): Lernfelder. Seminarunterlagen vom
26.01.2012, Donau-Universität Krems (unveröffentlichtes Manuskript)

WAHLMÜLLER, Alfred (2012e): Festvortrag. Seminarunterlagen vom
26.01.2012, Donau-Universität Krems (unveröffentlichtes Manuskript)

WAHLMÜLLER, Alfred (2012f): Portfolio – Unterstützende Maßnahmen.
Seminarunterlagen vom 24.01.2012, Donau-Universität Krems
(unveröffentlichtes Manuskript)

WIKIPEDIA – Die freie Enzyklopädie (2012): Homepage.
Online im WWW unter der URL:
http://de.wikipedia.org/wiki/Protagoras
(Zugriff: 03.02.2012)

WINTER, Felix (2011): Leistungsbewertung. Eine neue Lernkultur braucht einen
anderen Umgang mit den Schülerleistungen. 4., unveränderte Auflage,
aus der Reihe: Grundlagen der Schulpädagogik – Band 49,
Schneider Verlag Hohengehren (Baltmannsweiler) GmbH